MÉMOIRE

SUR

LE MAL DE GORGE DES ENFANS,

CONNU SOUS LE NOM

DE CROUP.

MÉMOIRE

SUR

LE MAL DE GORGE DES ENFANS,

CONNU SOUS LE NOM

DE CROUP;

PAR J.-F.-A. TROUSSEL-DELVINCOURT,

DOCTEUR EN MÉDECINE DE LA FACULTÉ DE PARIS, MÉDECIN ATTACHÉ AU DIXIÈME ARRONDISSEMENT, etc.

« Ce n'est qu'en rendant générale, et en quelque « sorte populaire, la connaissance des symptômes « qui marquent l'invasion du Croup, qu'on pourra « parvenir à lui ôter son danger. »

M. ROYER-COLLARD, *Dict. des Sciences médic.*

DEUXIÈME ÉDITION.

A PARIS,

CHEZ { L'AUTEUR, rue S.-Dominique S.-Germain, n° 77.
CROULLEBOIS, Libraire de la Société de Médecine, rue des Mathurins, n° 17.

1821.

A

MONSIEUR JADELOT,

Médecin de l'Hôpital des Enfans malades, Chevalier de l'Ordre royal de la Légion-d'Honneur, membre de l'Académie de Médecine, du Comité central de Vaccine établi près Son Excellence le Ministre de l'intérieur, etc.

MINISTÈRE DE L'INTÉRIEUR.

Copie d'un Rapport de la Faculté de Médecine de Paris, sur un Mémoire de M. le docteur Troussel, relatif au Croup.

SÉANCE DU 18 MAI 1820.

VOTRE Commission vient vous rendre compte d'un Mémoire sur le Croup, publié par M. Troussel, docteur-médecin, et que Son Excellence le Ministre de l'intérieur a renvoyé à l'examen de la Faculté.

Ce Mémoire a pour but essentiel de faire connaître aux pères et aux mères les symptômes qui caractérisent le Croup, et surtout ceux qui en marquent l'invasion, afin de les mettre à portée de faire donner à ceux de leurs enfans qui en seraient menacés ou atteints, des secours prompts et éclairés. Cette intention est certainement très-louable; car si les parens étaient, en général, plus attentifs aux symptômes précurseurs du Croup, et s'ils étaient plus fortement convaincus que le moindre délai dans l'administration des secours nécessaires peut devenir fatal à leurs enfans, cette cruelle maladie n'en ferait pas périr un si grand nombre. Le Mémoire de M. Troussel remplit-il cet objet? S'il contenait plus de détails, si son langage moins concis était en même temps plus simple, et plus à la portée des gens du monde; s'il insistait davantage sur les dangers qu'entraîne tout retard apporté à l'administration des remèdes, et s'il faisait sentir ce danger par quelques histoires particulières, qui malheureusement ne sont pas rares, cet ouvrage serait d'une grande utilité; et, répandu dans la Société, pourrait produire un grand bien. Cependant, tel qu'il est, cet ouvrage n'est pas sans mérite. Il est rédigé avec clarté, avec précision; ses descriptions sont exactes, et ses conseils judicieux. Il est digne, sous ces divers rapports, de fixer l'attention de Son Excellence le Ministre de l'intérieur.

Paris, le 4 mai 1820.

(*Suivent les signatures.*)

La Faculté, lecture faite du présent rapport, l'adopte dans tout son contenu, et arrête qu'expédition en sera adressée à Son Excellence le Ministre de l'intérieur.

Pour extrait conforme:

Signé, LEROUX, *Doyen de la Faculté.*

Pour copie conforme:

Le Chef du Bureau des secours et hôpitaux,

Signé, ÉDOUARD LAFFON DE LADEBAT.

PRÉFACE.

Depuis la publication de la première édition de cet ouvrage, l'attention générale s'est éveillée de plus en plus sur la maladie qui en fait le sujet. Dans cette ville principalement, où le croup se montre fréquemment, il est maintenant peu de personnes, peu de mères de famille qui n'aient entendu parler de ce mal redoutable, vrai fléau destructeur des objets de leurs plus tendres affections, qui ne sachent quelle est sa nature, combien est grand le danger qui l'accompagne; et beaucoup d'entre elles n'ignorent même pas déjà à quoi elles pourront reconnaître que leurs enfans en sont menacés ou atteints. Aussi remarque-t-on que le nombre des enfans moissonnés par cette maladie devient de moins en moins considérable. Je me fais gloire d'avoir concouru à cet heureux résultat, et les bons effets déjà appréciables de mon entreprise m'engagent, m'autorisent à la continuer, en profitant, dans cette seconde édition, des conseils qui m'ont été donnés par la Faculté de Médecine, dans son Rapport à Son Excellence le Ministre de l'intérieur; conseils dont j'apprécie toute la valeur et la bonté, et que je suivrai le mieux qu'il me sera possible.

La médecine des enfans fut long-temps négligée; la conservation et le rétablissement de leur santé furent long-temps confiés à des nourrices, à des sevreuses, ou à des apothicaires. Il semblait que ces intéressantes créatures, à cause de leur petitesse, ne méritaient pas d'être soignées par des médecins instruits, aussi-bien que leurs père et mère; et, cependant, si l'on veut avoir des hommes, il faut élever et soigner les enfans. En vain les parens chercheraient à se disculper, en disant que les enfans sont moins sujets à des maladies graves; que chez eux la nature a plus de ressources pour surmonter le mal, et suffit à leur guérison; ils seraient dans l'erreur:

car plus les enfans sont jeunes, plus ils sont exposés à perdre leur santé; les maladies dont ils sont atteints sont bien plus dangereuses qu'à une autre époque de la vie; d'abord, à cause de la délicatesse de leurs organes, à cause de leur susceptibilité aux impressions extérieures; et ensuite, parce que très-souvent on ne s'aperçoit du dérangement de leurs fonctions, on ne reconnaît les maux qui les affectent que lorsqu'ils ont déjà fait de grands progrès, dans l'impossibilité où ils sont de se plaindre de ce qu'ils éprouvent. Loin de s'en rapporter ainsi aux gens étrangers à l'art de guérir, la mère de famille doit donc bien se persuader que les maladies des enfans exigent, pour être connues et dirigées, plus d'habileté que celles qui affligent un âge plus avancé.

Persuadé que dans le plus grand nombre des cas où l'on ne réussit pas dans le traitement du croup, c'est faute d'avoir été appelé à temps; mon intention, en mettant ce Mémoire au jour, est de faire que chaque mère, après l'avoir lu, médité, étudié, soit en état de reconnaître chez ses enfans les premiers symptômes d'une des maladies les plus cruelles qui puissent les atteindre, et d'avoir recours, dès le principe, aux lumières de la médecine.

Des circonstances m'ont mis dans le cas de voir et de donner mes soins à beaucoup d'enfans atteints du croup, de l'observer dans ses différentes variétés, de faire toutes les recherches possibles sur ce sujet; aussi mon intention est-elle de continuer mes travaux; heureux de pouvoir rendre quelques services à la Société.

MÉMOIRE

SUR

LE MAL DE GORGE DES ENFANS,

CONNU SOUS LE NOM

DE CROUP.

CHAPITRE PREMIER.

Notions préliminaires sur la nature, le siége et l'histoire du Croup.

Le croup est une espèce de mal de gorge, d'esquinancie, d'une nature particulière, tendant essentiellement au développement, à la formation d'une fausse membrane, d'une pellicule dans le conduit qui donne entrée à l'air de la bouche dans la poitrine, par lequel il sort après avoir rempli le but de la respiration, et enfin où se forme la voix.

Ce canal aérien, siége de cette maladie, est placé au-devant et au milieu du cou dans l'endroit qu'assez généralement on nomme *pomme d'Adam ;* il s'étend en haut jusqu'au fond de la bouche, en bas jusque dans la poitrine, où il se partage en deux branches, droite et gauche, se rendant chacune dans le poumon de son côté. Cette espèce de tuyau est tapissé à l'intérieur par une membrane à peu près semblable à celle de la bouche et des lèvres; elle est, de même que celle-ci, susceptible d'inflammation, et le croup est une variété de l'inflammation.

Cette maladie n'est pas nouvelle : longtemps confondue avec d'autres, indiquée d'une manière particulière en 1576, par un médecin français, pendant qu'il régnait à Paris une épidémie de coqueluche; ce ne fut que deux cents ans après, qu'un médecin italien en donna une description exacte. En 1765, le docteur Home, d'Edimbourg, fit paraître un traité sur cette maladie, et lui donna le premier le nom de *croup*, d'après une expression des Écossais, qui la nomment encore *chock* ou *stuffing*, étranglement, suffocation.

Depuis cette époque, on a observé et décrit le croup en Suède, en Angleterre, en Amérique, en France, et dans d'autres pays encore; mais ce n'a été qu'avec assez de lenteur qu'on est parvenu à la connaissance parfaite de ce mal terrible, et des moyens les plus propres à le combattre.

On doit cependant remarquer deux époques mémorables dans l'histoire de cette affection; ce sont deux concours dont l'un fut ouvert en 1783, par la célèbre Société royale de médecine, et l'autre ordonné en 1807, par le chef du gouvernement français.

On pense généralement dans le monde que plus on avance et plus la fréquence du croup augmente; cette observation est exacte jusqu'à un certain point : elle est exacte, en ce qu'il est prouvé que les maladies, dites catarrhales, sont plus fréquentes qu'autrefois, et comme le croup est une espèce d'affection catarrhale, que toutes les autres maladies de cette nature y prédisposent, et même le précèdent souvent, il doit s'ensuivre que le croup doit aussi se montrer plus fréquemment. Mais cette fréquence est en partie illusoire; car de ce qu'on entend parler davantage de cette maladie, il ne faut pas en conclure qu'elle se montre beaucoup plus souvent qu'autrefois; cela vient de ce que l'attention est fixée sur ce point de médecine, de ce qu'il n'y a vraiment pas long-temps qu'on le connaît bien.

Bien des personnes, étrangères à l'art de guérir, sont imbues d'une erreur grave à cause de ses résultats, erreur qui se propage, et que je me reprocherais de ne pas combattre; elles pensent et croient être persuadées que le croup n'existe ou du moins ne se manifeste plus fréquemment que depuis la propagation de la vaccine. Je vais aisément leur prouver le contraire, et voici comment : la vaccine, cette découverte si précieuse, dont on apprécie tous les jours les résultats avantageux, sur laquelle tous les médecins sont d'accord, que le gouvernement protége et encourage avec tant de sollicitude; la vaccine, dis-je, est une très-légère maladie éruptive-contagieuse; la petite-vérole est de même une maladie éruptive-contagieuse, et qui, sous une foule de rapports, ressemble à la première; mais combien aussi n'en diffère-t-elle pas par son intensité, ses symptômes, sa marche, ses résultats ! Ici, la contagion borne ses effets à un endroit indiqué, circonscrit, choisi à volonté; là, elle s'étend sur presque toutes les parties du corps, principalement à sa surface ; l'une est presque locale, rarement accompagnée d'un léger accès de fièvre ; l'autre est toujours marquée par des symptômes plus ou moins graves ; la première n'est jamais suivie d'aucune maladie qui en soit la conséquence immédiate ; jamais elle ne cause la mort ; combien la seconde, au contraire, ne laisse-t-elle pas après elle d'affections souvent graves et quelquefois mortelles ! Ses moindres effets sont si fréquemment d'altérer les traits les plus réguliers, remplacés alors par les stigmates d'une maladie contagieuse, qui ne nous afflige en Europe que depuis quelques siècles, et dont le principe, malgré l'opinion contraire du monde, n'est pas apporté par nous en naissant et transmis par nos parens ; car si un enfant né de père et de mère ayant eu la petite-vérole la plus cruelle qu'on puisse s'imaginer, n'est de sa vie exposé à la contagion, jamais il n'aura la petite-vérole.

D'après cette comparaison entre la vaccine et la petite-vérole, on voit que ce sont deux maladies éruptives-contagieuses, qu'on n'éprouve qu'une fois ; mais l'une empêchant l'autre de se développer, on est dans le cas de choisir, et certainement on ne balancera pas à préférer la plus légère, celle qui mérite à peine le nom de maladie, et qu'on doit bien plutôt considérer comme un moyen préservatif.

En résumé, et voilà où j'en ai voulu venir, la petite-vérole est une des maladies qui prédisposent au croup; il se montre assez souvent pendant son cours; c'est une des circonstances qui en rendent le plus susceptible; la vaccine s'oppose au développement de la petite-vérole, et cela est maintenant incontestable : donc, la vaccine détruit une des causes du croup; donc, la vaccine, loin d'en augmenter la fréquence, doit, au contraire, tendre à la diminuer.

CHAPITRE II.

Quelles sont les causes du Croup?

Le croup peut être regardé comme une maladie de l'enfance; car on a bien rarement lieu de l'observer chez les grandes personnes. J'en ai cependant vu dernièrement un exemple chez une demoiselle de dix-sept ans : ce fait rare s'est rencontré dans la pratique de

M. Jadelot, cet habile médecin dont le nom vient naturellement à l'esprit, lorsque les enfans réclament les soins les plus éclairés.

C'était dans le mois de février 1821. Cette demoiselle, depuis le commencement de la saison, se livrant aux plaisirs de son âge, éprouvait depuis quelque temps de l'enrouement, lorsqu'il lui arrivait de passer une partie de la nuit au bal; un soir, vers dix heures, cette altération de la voix augmenta, la respiration devint gênée, puis très-difficile; elle ressentit une douleur assez forte au-devant du cou; le visage devint rouge; les lèvres se gonflèrent; la fièvre se déclara avec agitation, anxiétés. M. le docteur Jadelot, appelé en toute hâte, ordonna différens moyens que cet état exigeait; la nuit fut mauvaise; il n'y eut pas un instant de repos; par intervalles la gêne de la respiration augmenta; il s'y joignit bientôt une toux rauque, sèche, douloureuse.

Le lendemain matin, les accidens ayant augmenté, on donna un vomitif qui, au milieu d'efforts considérables et douloureux, fit rejeter un corps d'un blanc jaunâtre, ressemblant assez à du parchemin qui serait resté un certain temps dans l'eau chaude;

la malade se sentit soulagée ; je restai continuellement auprès d'elle pour, sur-le-champ, combattre les accidens dont on avait lieu de craindre le retour. Nos efforts, joints aux soins prodigués par sa mère avec la plus infatigable activité et la plus tendre sollicitude, furent suivis d'un plein succès, et nous fûmes assez heureux pour arracher à la mort la jeune fille la plus intéressante.

Quoique cette maladie ait été observée dans tous les pays, elle règne néanmoins bien plus fréquemment dans les climats habituellement froids et humides, exposés aux changemens fréquens et subits de la température, où soufflent des vents froids ; comme dans les lieux voisins de la mer, des rivières, des marais, des lacs ; aussi fait-elle des ravages à Genève, à Brest, en Écosse, et dans beaucoup d'autres lieux semblables sous le rapport de leur situation.

On a eu occasion de traiter le croup dans toutes les saisons, mais il est incontestable qu'on le rencontre bien plus souvent au printemps, vers la fin de l'automne et pendant l'hiver. Seront certainement plus exposés à contracter cette maladie les enfans qui habiteront une rue basse, étroite, sale, où le soleil ne pénètre jamais; dans une maison froide, humide exposée au nord, située près d'un égout, et surtout s'ils couchent au rez-de-chaussée.

Feu le professeur Alphonse Leroy a vu périr du croup un enfant de deux ans en trente-six heures, chez qui la maladie avait été produite par les vapeurs de l'huile essentielle de térébenthine et du vernis.

Rare dans les six premiers mois de la vie, il est très-commun depuis un an jusqu'à sept, et s'observe bien moins souvent après cet âge. On n'a point remarqué qu'un sexe y fût plus sujet que l'autre.

C'est avec raison qu'on attribue la fréquence du croup en grande partie à la mauvaise habitude de laisser aller les enfans très-jeunes, la poitrine et les bras nus.

Mais la susceptibilité à contracter ce mal augmente beaucoup lorsque les enfans sont atteints de maux de gorge, de rhumés, de coqueluche, de la petite-vérole, de la scarlatine, et principalement de la rougeole; il survient souvent pendant le cours de ces maladies, ou peu après la disparition des éruptions. Dans toutes ces circonstances il suffira, pour que le croup vienne à se manifester, qu'un enfant soit exposé à un changement subit de température, soit du chaud au froid, soit du froid au chaud ; qu'il ait pendant un certain temps les pieds froids et humides, qu'il éprouve, par une cause quelconque, une diminution ou une suppression de transpiration, ou bien enfin, qu'une éruption, soit de la tête, soit d'une autre partie du corps, vienne à disparaître sans cause connue, ou à la suite de quelque application inconsidérée.

Madame de B*** partit de sa campagne avec ses trois enfans, dont l'aîné avait quatre ans, le second deux ans, et l'autre dix mois, pour se rendre à Paris, par un temps froid du mois de décembre 1820. Le voyage fut pénible ; plusieurs fois cette dame fut obligée de descendre pour faire raccommoder sa voiture ; aussi, malgré toutes les précautions dont une tendre mère est susceptible, ses enfans éprouvèrent du froid ; et à leur arrivée dans un hôtel dont les appartemens au rez-de-chaussée sont très-vastes et fort élevés, qu'on n'avait point habités depuis assez long-temps, le second garçon fut attaqué d'un croup assez violent ; pendant quelque temps son état fut fort inquiétant ; mais à peine avait-on obtenu une amélioration marquée, à peine était-il permis de concevoir l'espoir de le sauver, que son jeune frère, tétant encore sa nourrice, offrit à son tour les premiers symptômes de ce mal affreux : reconnu dès le principe, il fut combattu avec autant de succès que le premier; leur frère aîné, sans doute à cause de la différence d'âge, en fut quitte pour un rhume ordinaire.

Mais d'après tout ce que nous venons de dire sur les causes du croup, on serait dans l'erreur si l'on croyait prévenir son développement en tenant les enfans constamment enfermés dans des appartemens dont la température serait toujours douce et molle. Ce sont seulement les changemens brusques que nous accusons; car bien certainement une vie trop molle, trop sédentaire, accroît d'une manière excessive le tempérament lymphatique, et, disposant aux affections dites catarrhales, rend les enfans plus susceptibles de contracter le croup; une éducation faible et capricieuse irrite le système nerveux, et tend encore à augmenter cette disposition.

Tous les médecins s'accordent maintenant

à dire que cette maladie n'est pas contagieuse.

CHAPITRE III.

A quoi reconnaît-on cette maladie?

DANS le plus grand nombre des cas, le croup est précédé d'un rhume ordinaire ; l'enfant éprouve du froid dans certains momens, puis dans d'autres il est brûlant; il a des lassitudes dans les membres; on remarque une tendance à l'assoupissement; la langue est blanche; il a moins d'appétit ou même il refuse entièrement les alimens qu'on lui offre; il est triste, inquiet, enrhumé du cerveau. Le soir il survient un peu de fièvre; les nuits sont tranquilles; déjà cependant quelques quintes de toux se font entendre dans la première moitié de la nuit.

Les personnes peu familiarisées avec cette maladie ne voient dans tout ce qui précède qu'un simple rhume, tandis que le praticien, habitué à la reconnaître, y trouve déjà quelque chose d'extraordinaire qui l'engage à se tenir sur ses gardes.

Rien, au reste, de plus variable que l'intensité et la durée de cette affection catarrhale préliminaire.

Première période.

C'est ordinairement pendant la nuit que surviennent les symptômes qui la caractérisent : l'enfant s'étant couché comme les jours précédens avec un peu de malaise, s'endort assez paisiblement; mais tout à coup la respiration devient pénible et bruyante, il tousse fréquemment, et la toux fait entendre un son extraordinaire; son visage est rouge, sa peau brûlante, sa voix rauque; il se réveille brusquement, s'agite, se plaint d'une espèce de serrement à la gorge. Tout cela néanmoins ne dure pas long-temps; le calme revient peu à peu; le sommeil est plus tranquille, la respiration plus libre, le son de la toux plus naturel, et le lendemain l'enfant paraît dans le même état que la veille; il reprend ses amusemens, quoique avec un peu d'indifférence. On aurait grand tort de se fier à cette espèce de calme; en effet, dans la journée la toux est toujours rauque, la respiration un peu gênée; le soir arrive, on le couche, il s'endort, mais bientôt il est réveillé par un accès plus fort que celui de la nuit précédente. La respiration devient sifflante, sonore; l'oppression est considérable; le petit malade éprouve un sentiment de suffocation et comme d'étranglement; souvent il porte la main à son cou ou dans sa bouche comme pour enlever quelque chose qui le gêne; ses yeux sont brillans, animés; le visage est gonflé, le pouls dur, fréquent, la voix rauque, la toux convulsive et très-bruyante; quelques glaires sont rendues par la bouche. Cet accès se termine comme celui de la veille, mais il est bientôt suivi d'un ou plusieurs autres accès qui reviennent plus ou moins souvent et avec plus ou moins de force pendant le reste de la nuit. Le sommeil paraît en favoriser le retour, et si l'enfant est éveillé, les cris, les pleurs, une quinte de toux suffisent pour les ramener.

Deuxième période.

Les accès croissent continuellement en force et en fréquence, et dans leurs intervalles même, tous les symptômes de la maladie persistent, toutefois à un moindre degré.

La voix est toujours rauque, mais la toux commence à prendre un son plus perçant et plus aigu; l'oppression est très-grande, le sifflement de la respiration se fait entendre au loin. La toux produit un bruit particulier qu'on reconnaît toujours pour peu qu'on l'ait une fois entendu; bruit impossible à décrire, et dont on a cherché à donner l'idée en le comparant au cri de certains animaux, d'un jeune coq, par exemple, du'ne poule qui a la pépie, à l'aboiement d'un chien, au cri d'une oie, à l'espèce de son rauque qu'on produit en soufflant dans un gosier de canard, au bruit que déterminerait le passage de l'air dans un tuyau d'airain fêlé.

Mais ce qu'on peut dire de mieux relativement au bruit particulier qu'on observe dans la toux et la voix, c'est qu'il ne ressemble pas à celui qu'on entend journellement quand un enfant tousse, qu'il étonne, paraît extraordinaire, même aux personnes qui n'ont jamais entendu parler du croup, et n'en ont absolument aucune idée.

Au fort de l'accès, l'enfant s'agite d'une manière effrayante, change à chaque instant de position, se met sur son séant, puis se recouche, paraît un peu plus tranquille, s'assoupit même quelques instans ; mais cette apparence de calme ne se soutient pas : bientôt on voit reparaître tous les accidens avec encore plus de violence : la figure devient livide, les lèvres sont violettes ; le visage se couvre de sueur ; la difficulté de respirer est extrême. Cet état est des plus pénibles pour les assistans ; on voit un malheureux enfant lutter, pour ainsi dire, contre la mort ; on le voit saisissant avec force tout ce qui est à sa portée, écartant ses bras, se jetant dans ceux des personnes qui l'entourent, comme pour les prier de le soulager ; très-souvent alors il renverse sa tête en arrière et ouvre la bouche comme pour humer l'air.

Cependant les quintes de toux font rejeter des glaires épaisses, filantes, au milieu desquelles se rencontrent quelques petites portions d'une matière jaune, épaisse, plus ou moins consistante, ressemblant assez à des morceaux de parchemin qui aurait été longtemps trempé dans l'eau chaude. Ces espèces de peaux, de fausses membranes sont quelquefois fort considérables, et forment, dans certains cas, un tuyau qu'on peut comparer à un doigt de gant, ouvert par les deux bouts.

Ces expectorations singulières sont constamment suivies d'un mieux marqué, qui malheureusement n'est pas toujours de longue durée: aussi, de ce qu'un enfant a rejeté une fausse membrane, on ne pourrait, sans s'exposer à être douloureusement déçu de son espoir, se flatter qu'il est hors de danger; car souvent cette substance membraneuse se reforme en fort peu de temps, est rejetée encore, et cependant cela n'empêche pas que la maladie ne se termine d'une manière funeste; c'est que la formation de cette matière, qui prend une certaine consistance dans le canal de la respiration, est l'effet de la maladie et non sa cause.

Au milieu de tout ce désordre, l'enfant avale facilement, à moins que le croup ne soit compliqué avec quelque autre maladie; par exemple, avec un autre mal de gorge.

Cette seconde période dure deux, trois, et même quatre jours, suivant la violence du mal.

Troisième période.

C'est alors qu'on observe tous les signes avant-coureurs d'une mort prochaine: les accès sont presque continus; la voix s'éteint et même se perd entièrement; la parole ne se fait plus entendre; le pauvre enfant ne respire plus que d'une manière convulsive, éprouvant à chaque instant une suffocation affreuse; le visage est pâle, une teinte livide se fait remarquer autour du nez et des lèvres; toute la tête et le haut de la poitrine sont couverts d'une sueur froide; les yeux sont éteints. L'enfant est faible, abattu; il ne s'agite plus comme dans la seconde période; la toux a cessé presque entièrement de se faire entendre, rien n'est plus rejeté par la bouche; toutes les fonctions paraissent s'anéantir; les facultés intellectuelles seules conservent leur intégrité jusqu'au dernier moment.

Cependant le soulèvement de la poitrine n'est plus si fort, si brusque, on entend une espèce de râle; la faiblesse fait des progrès; les membres se refroidissent, et la mort termine une des scènes les plus pénibles qu'on puisse se figurer, tantôt d'une manière calme et douce, tantôt au milieu des angoisses les plus déchirantes.

Tels sont en général les symptômes, la marche et la terminaison du croup, abandonné aux seules forces de la nature, ou combattu trop tard ; mais, quand le malade doit guérir, les accidens, loin d'augmenter, diminuent peu à peu, les accès sont moins fréquens et cessent totalement; la respiration devient de plus en plus libre, et bientôt l'enfant recouvre la santé.

La durée totale du croup n'a rien de fixe; combattu promptement et convenablement, tout danger peut disparaître au bout de deux ou trois jours ; mais lorsqu'il est opiniâtre, qu'il résiste aux moyens mis en usage, ou qu'enfin l'enfant est privé de tout secours, ce mal peut se prolonger jusqu'au huitième et même dixième jour.

Le tableau que je viens de tracer offre le croup tel qu'on a lieu de l'observer le plus communément; mais il en est une autre variété qu'on peut appeler *croup suffocant* : il frappe comme la foudre; l'attention la plus scrupuleuse n'a pu en prévenir l'invasion; dès le début il offre les symptômes les plus violens; ici il y a confusion de toutes les périodes. C'est ordinairement dans la nuit que l'enfant se trouve subitement dans l'état suivant : l'oppression est extrême, la respiration bruyante, la toux très-rauque, croupale, faisant entendre ce bruit extraordinaire dont nous avons parlé plus haut; il y a menace de suffocation; le visage est rouge, les yeux saillans, la peau brûlante; il existe un état d'anxiété difficile à dépeindre. Tout ce terrible appareil persévère sans relâche et va toujours en croissant jusqu'à la mort, qui survient au bout de vingt-quatre à trente-six heures, et souvent même six à huit heures après que le mal a éclaté : à moins que par un traitement prompt, énergique, on soit assez heureux pour arrêter la marche de la maladie; car on a vu souvent alors les accidens diminuer et disparaître aussi promptement qu'ils étaient survenus.

Sans doute le croup ne se présente pas exactement de la même manière chez tous les enfans; on concevra facilement dans le monde qu'il doit varier selon l'âge, la constitution plus ou moins lymphatique, plus ou moins nerveuse, plus ou moins sanguine, suivant que l'enfant est plus fort ou plus faible, qu'il était en parfaite santé au moment où le croup s'est déclaré, ou bien qu'il était atteint d'une autre maladie dans son cours ou dans sa convalescence. C'est au médecin seulement qu'il importe de saisir ces modifications, ces différences, ces variétés, pour se diriger dans l'emploi des moyens propres à combattre le mal.

Pour tâcher de graver plus profondément dans la mémoire les signes du croup, je vais considérer en particulier ceux qu'on peut regarder comme essentiels, caractéristiques; ce sont :

La voix rauque;

La toux avec un son extraordinaire;

La gêne de la respiration;

La fièvre;

L'expectoration de matières glaireuses et souvent épaisses, consistantes, comme membraneuses.

1°. *La voix rauque.* Tout le monde sait ce qu'on entend par voix rauque; ce symptôme est celui qui, dans les croups ordinaires, se montre le premier; il existe souvent seul pendant un certain temps; il doit donner l'éveil aux parens, et les avertit de se tenir sur leurs gardes. Cette raucité d'abord peu marquée; s'observant lorsque l'enfant parle ou bien qu'il crie, devient plus considérable à mesure que la maladie avance; dans certains cas même la voix devient si basse qu'à peine on peut l'entendre, quelquefois elle se perd entièrement.

L'altération de la voix est aussi le signe du croup qui persiste le plus long-temps; en effet, elle existe encore que déjà toute apparence de danger a disparu; elle se prolonge dans la convalescence, et même lorsque l'enfant offre du reste tous les signes d'une parfaite santé.

Une petite fille de dix ans, traitée d'un croup violent par M. le professeur Royer-Collard, avait encore, au bout d'un an, un son de voix grave et rauque, et rien n'annonçait la cessation prochaine de cette singulière lésion.

2°. *La toux avec un son extraordinaire.* Le plus souvent, avons-nous dit, une toux de rhume précède celle qui est propre au croup. Lorsque cette maladie se déclare, la toux change de caractère; elle est rauque, profonde, et reste telle tant qu'il n'est pas survenu d'accès; mais alors elle fait entendre ce son extraordinaire, caractéristique du croup, et dont nous avons cherché à donner une idée en décrivant la marche de la maladie; mais ce bruit de la toux, qu'on est convenu d'appeler croupal, n'est pas toujours le même : ordinairement grave et profond dans le commencement de la maladie, clair et fort vers la fin de la première période, aigu et perçant dans tout le cours de la seconde, il varie encore suivant une foule de circonstances.

La toux des enfans doit donc particulièrement fixer l'attention de leurs mères, c'est le signe du croup qu'il est le plus facile de reconnaître, celui qui se montre le premier. Elle est d'abord rare; si elle survient la nuit, ce qui est le plus ordinaire, la personne auprès de qui l'enfant est couché, entend un bruit qui lui paraît extraordinaire; elle ne croit pas d'abord qu'il ait été produit par l'enfant, elle l'attribue quelquefois au craquement du berceau ou du petit lit, se rendort, et ce n'est que lorsqu'elle est réveillée une seconde fois qu'elle reconnaît d'où vient le bruit qui a frappé son oreille.

Dans les accès, la toux fréquente et vive a lieu par quintes plus ou moins fortes; le son croupal se fait entendre alors d'une manière bien plus marquée que dans la toux qui survient dans les intervalles des accès. Dans la troisième période, elle diminue et même cesse tout-à-fait; le son croupal s'affaiblit aussi. Quand l'enfant guérit, ou bien la toux cesse avec la maladie, ou, ce qu'on a lieu d'observer le plus fréquemment, elle persiste, mais son caractère particulier s'efface, et bientôt ce n'est plus qu'une toux de rhume semblable à celle qui avait précédé l'invasion de la maladie.

3°. *La gêne de la respiration.* Ce symptôme n'est pas toujours aussi marqué que les deux précédens ; souvent il ne se montre que vers le second ou le troisième jour. Mais dans les croups violens, subits, suffocans, la difficulté de respirer survient en même temps que la toux et l'altération de la voix ; elle augmente et persiste jusqu'à la fin de la maladie, lorsque celle-ci doit avoir une terminaison funeste. Toutefois, de ce que la respiration est libre, presque naturelle, on n'en doit pas moins agir lorsque la voix est rauque et la toux croupale depuis un certain temps. Attendre pour combattre ce mal que tous les symptômes qui le caractérisent se soient développés, ce serait s'exposer dans le plus grand nombre des cas à laisser échapper le moment favorable à l'emploi des moyens dont on a lieu d'attendre quelque avantage.

Dans la première période des croups ordinaires, la respiration ne devient courte, fréquente, gênée, pénible, sifflante, que pendant les accès; dans leurs intervalles, elle est presque naturelle. C'est dans la seconde période que l'enfant semble prêt à suffoquer, que la difficulté de respirer paraît plus grande; elle augmente encore dans la troisième; mais cette gêne de la respiration n'est plus alors aussi facilement remarquée par les gens du monde, parce que les phénomènes extérieurs de la suffocation ne sont plus aussi violens; on serait porté à croire que le mal s'apaise; mais malheureusement le médecin ne voit dans cette espèce de calme, qu'une marque de l'affaissement, de l'anéantissement des facultés vitales.

4°. *La fièvre.* Nous insisterons peu sur ce symptôme du croup, parce que le médecin seul peut reconnaître son existence, ses variétés, son intensité, qu'il est commun à un grand nombre de maladies, et qu'il n'offre rien d'assez particulier dans le croup pour qu'il puisse servir à le faire reconnaître.

5°. *L'expectoration de matières glaireuses et souvent épaisses, consistantes, comme membraneuses.* On sait que les jeunes enfans ne crachent pas, et si quelque glaire vient à se détacher de leur poitrine ou de leur gorge, elle se trouve entraînée dans le gosier et avalée; aussi n'est-ce qu'à la suite d'une quinte de toux qui provoque une espèce de secousse de vomissement, que, de temps en temps, des matières glaireuses, blanches, transparentes, ressemblant à du blanc d'œuf, quelquefois écumeuses, sont rejetées par la bouche; cela arrive rarement dans le commencement du croup, mais vers son milieu; c'est alors qu'en excitant le vomissement, ou même après un peu de toux, l'enfant rend de ces matières muqueuses, plus ou moins épaisses, où l'on trouve souvent des portions d'une substance plus consistante, ordinairement jaunâtre, par flocons, ou même disposée de manière à ressembler à des morceaux de peau mouillée; ces espèces de membranes sortent du canal de la respiration, d'où elles se sont détachées par les efforts de la toux ou du vomissement; elles tendaient à obstruer, à boucher ce conduit; elles ont beaucoup d'analogie avec ces peaux que l'on voit si fréquemment se former sur les plaies des vésicatoires. Leur sortie est presque toujours suivie d'un soulagement marqué, mais qui n'est pas de longue durée, si l'on ne parvient à arrêter la marche de la maladie.

CHAPITRE IV.

Danger, terminaison, recidives du Croup.

Il est sans contredit beaucoup de maladies qui, abandonnées aux seuls forces de la nature, se termineraient heureusement; mais le croup n'est pas de ce nombre; la nature ici, non-seulement ne fait rien pour amener la guérison, mais au contraire elle tend à agraver le mal et à faire périr les malades; aussi, loin de la respecter, loin de compter sur elle, doit-on faire tous ses efforts pour la contrarier; c'est dans ce cas que l'art a tout à faire, et les enfans meurent toujours lorsqu'ils sont privés de ses secours, ou que ceux-ci leur sont administrés trop tard. Les faits suivans prouveront mieux que tous les préceptes possibles combien dans ces cas il est urgent d'appeler promptement du secours.

Dans le mois de février 1821, un enfant, demeurant au Gros-Caillou, fut attaqué du croup pendant la nuit; on conseilla à sa mère de m'envoyer chercher au plus vite; elle crut pouvoir attendre jusqu'au lendemain matin, n'étant pas assez pénétrée du danger de cette espèce de maladie : avant le jour il était déjà trop tard; elle avait perdu un fils unique qu'elle chérissait.

Le docteur Wichmann, se trouvant dans une maison à l'heure du dîner, est frappé du son particulier de la voix et de la toux de deux jeunes enfans qui étaient à table avec leurs parens; il manifeste ses craintes, il conseille même l'emploi de quelques moyens appropriés, à mettre en usage le plus promptement possible, et se retire. Le père et la mère, rassurés par la gaîté de leurs enfans, par leur appétit, presque aussi bon que de coutume, se persuadent qu'il ne s'agit que d'un peu de rhume, et négligent entièrement les avis de leur médecin; cependant, vers le milieu de la nuit le croup se déclare avec violence, presque en même temps chez les deux enfans, et sa marche est tellement rapide, qu'à peine on a le temps de lui opposer quelques moyens qui ne peuvent arracher à la mort ces deux victimes de la légèreté ou de l'insouciance.

Un garçon de dix ans entra le 18 mai 1818 à l'hôpital, pour y être traité de la teigne: il eut pendant son séjour une fluxion de poitrine; cependant, soigné convenablement, son état s'améliorait sensiblement; il était sur le point d'entrer en convalescence quand, le 28 juin, ses parens vinrent le voir et lui apportèrent des cerises, dont il mangea en grande quantité. Le soir même la voix devint enrouée; il y eut un peu de toux pendant la nuit; mais le 29 au matin, le mal avait fait de grands progrès, la toux était rauque, étouffée, convulsive; le malade rendait par l'expectoration des mucosités filantes, où se remarquaient quelques portions plus consistantes, blanchâtres; la voix pouvait à peine se faire entendre. Quand on demandait à ce jeune garçon où il souffrait, il portait sa main au-devant de son cou; la toux revenait par quintes, dans l'intervalle desquelles la respiration était presque naturelle; les yeux étaient fatigués; le visage se couvrait de sueur pendant chaque accès; il y avait des anxiétés, de l'agitation, de l'inquiétude.

Tous les moyens les plus convenables furent mis en usage, mais sans aucun succès;

la nuit fut mauvaise, et le lendemain 30, à trois heures du matin, survint un accès violent de suffocation qui fit périr le malheureux dans les convulsions.

L'examen du corps fit voir dans le conduit de l'air une fausse membrane, le bouchant presque entièrement, et d'autres désordres dans les poumons.

Mais si, privés de soins convenables, les enfans atteints du croup sont tous voués à une mort certaine, on peut assurer, d'un autre, côté qu'on les sauvera presque toujours quand on sera appelé dès le principe de la maladie.

Ainsi, au début et dans toute la première période, on est raisonnablement fondé à espérer la guérison, à moins que le croup ne soit compliqué avec quelque autre maladie de mauvaise nature; cet espoir diminue beaucoup dans la seconde, et doit être presque nul dans la troisième.

On peut avoir le croup plusieurs fois: un médecin de Genève l'a observé sept fois chez le même enfant.

CHAPITRE V.

Traitement. — Moyens préservatifs.

Le croup est une maladie trop grave; sa marche est trop rapide, et le moindre retard dans l'emploi des moyens propres à le combattre a des conséquences trop fâcheuses pour qu'on puisse penser à mettre les règles de son traitement à la portée des gens du monde.

C'est une des affections qui exigent le plus impérieusement et le plus promptement l'assistance d'un médecin; les parens auraient à se reprocher la mort de leur enfant, s'ils perdaient un temps précieux à vouloir eux-mêmes lui porter secours.

Je conviens cependant que lorsqu'une famille habite une campagne éloignée d'une ville, d'un bourg, enfin d'un endroit où se trouve un médecin, elle peut se trouver dans l'embarras, si tout à coup un enfant éprouve les symptômes du croup. Que feront les parens dans cette conjoncture? C'est dans ce cas seulement qu'il doit leur être permis de commencer le traitement en attendant le médecin, qui, souvent, arriverait trop tard pour prévenir une terminaison funeste.

Lors donc que des personnes seront sur le point de partir pour la campagne, il sera de leur prudence de demander à leur médecin quelques instructions par écrit, sur ce qu'elles auraient à faire sur-le-champ en cas que leurs enfans vinssent à être attaqués du croup. Les conseils que ce médecin jugera à propos de donner, varieront suivant l'âge des enfans, leur constitution, leur tempérament, leur état habituel de santé, et une foule d'autres circonstances qui doivent apporter de grandes modifications au traitement. Il indiquera la marche à suivre selon ce qui se présentera; il donnera une note des médicamens qu'il sera indispensable d'avoir constamment avec soi: enfin, il ne parlera des moyens médicamenteux dont l'administration inconsidérée peut être suivie d'accidens, qu'aux personnes qu'il saura assez prudentes, assez intelligentes pour les employer sans danger pour l'enfant.

D'après cela, on concevra facilement, je l'espère, pourquoi dans cet écrit, qui est destiné à tomber entre les mains de tout le monde, j'ai dû m'abstenir d'entrer dans aucuns détails sur le traitement du croup.

Mais il ne suffit pas d'appeler un médecin, il faut s'en rapporter entièrement à lui, abandonner son enfant à ses lumières, et n'apporter aucune entrave à l'exécution des moyens qu'il propose de mettre en usage; c'est, comme l'a dit un grand maître, « dans « des cas semblables que le médecin a besoin « d'être secondé par le zèle et les bons offi- « ces de tous ceux qui entourent le malade, « par les soins les plus assidus et les plus « infatigables, soit du jour, soit de la nuit, « par une succession ou une alternative con- « tinuelle de moyens internes et externes. . . . . »

M. le docteur Husson est appelé chez M. Desfontaines, professeur au Jardin des Plantes, pour donner ses soins à une jeune fille atteinte d'un croup violent : à son arrivée il trouve plusieurs personnes autour de l'enfant qui était dans un état alarmant; il conseille sur-le-champ l'emploi de plusieurs moyens, en avertissant en même temps qu'il ne se charge de soigner l'enfant qu'autant que sa mère ne restera pas auprès d'elle; que toute personne inutile n'entrera pas dans l'appartement; qu'en un mot, on le laissera maître absolu de faire ce qu'il jugera le plus convenable. Il obtint ce qu'il avait demandé avec fermeté; et, à force de soins prodigués avec activité et énergie, et continués sans relâche, il eut la satisfaction de ramener cet enfant des portes du tombeau.

Rien de plus commun, en effet, que de voir un médecin contrarié dans ses opérations par les réflexions des personnes les plus étrangères à l'art de guérir, que de rencontrer des parens qui cèdent plutôt aux observations des commères qu'aux raisons dont le médecin veut bien encore appuyer son opinion. Qu'en résulte-t-il? qu'on perd un temps précieux, et que, lorsqu'il est permis au médecin de faire ce qu'il avait proposé, il est trop tard pour qu'on en obtienne un résultat avantageux; qu'en son absence on ne fait pas, ou du moins on ne fait qu'incomplétement ce qu'il a ordonné. Malheur alors aux enfans qui tombent entre les mains d'un médecin qui n'a point assez de caractère pour se faire obéir et pour se mettre au-dessus des criailleries des gens officieux.

On préserve les enfans du croup, en évitant le refroidissement et l'air brumeux; ainsi, par exemple, à Paris, on recommande aux domestiques de ne pas les promener sur le bord de la rivière, surtout après le coucher du soleil; en fuyant les habitations humides et les lieux où il règne une épidémie de croup.

Les vêtemens ne doivent pas être trop légers; il faut qu'ils recouvrent tout le corps, y compris le cou; dès qu'ils auront été mouillés, on les remplacera par d'autres bien secs. Les mêmes précautions doivent être prises quand, après avoir joué avec ardeur, il est couvert de sueur, afin d'éviter un refroidissement pernicieux. Si, cependant, les circonstances n'ont pas permis de le faire, et que l'enfant se soit refroidi, on devra, aussitôt qu'il sera possible, le mettre dans un bain tiède, le coucher ensuite chaudement, et lui donner quelques petites tasses d'une infusion légère portant à la peau.

Dans les maux de gorge et les rhumes des enfans, il faut constamment être sur ses gardes. On redoublera de précautions dans les éruptions, et surtout pendant le cours de la rougeole, maladie dans laquelle la moindre imprudence, un refroidissement, même léger, sont si souvent suivis de l'apparition des premiers symptômes de l'affection dont nous nous occupons.

Lorsqu'un enfant a déjà été atteint du croup, la première chose à faire est de l'éloigner de l'endroit où il l'a contracté; ensuite de le couvrir préférablement de vêtemens de laine, et de lui faire tous les soirs des frictions sèches sur tout le corps.

Enfin, il est constant que l'énergie des organes de l'enfant, particulièrement celle des poumons, produite par une bonne éducation physique, peut le prémunir contre le croup, en le rendant moins sensible à ses causes.

FIN.

DE L'IMPRIMERIE DE CRAPELET.

www.ingramcontent.com/pod-product-compliance
Ingram Content Group UK Ltd.
Pitfield, Milton Keynes, MK11 3LW, UK
UKHW032009260826
14628UKWH00005B/2376

9 782019 657598